RAPPORT

SUR UNE

ÉPIDÉMIE DE FIÈVRE

RÉMITTENTE PALUDÉENNE

QUI A RÉGNÉ DANS LA COMMUNE DE LUTZELBOURG,

PENDANT

LES MOIS DE JUILLET, AOUT ET SEPTEMBRE 1852,

PAR

M. LE DOCTEUR G. BURCKHARDT,

Médecin des épidémies, secrétaire du Conseil d'hygiène et de salubrité publique de l'arrondissement de Sarrebourg.

STRASBOURG,

IMPRIMERIE DE G. SILBERMANN, PLACE SAINT-THOMAS, 3.

1852.

RAPPORT.

TOPOGRAPHIE.

La commune de Lutzelbourg, composée, d'après le dernier recensement, de 625 habitants, est située dans une
vallée appartenant au versant nord-ouest de la chaîne des
Vosges, orientée de l'ouest à l'est, et parcourue, suivant
cette direction, par une petite rivière appelée la Zorn.

Le village est entouré de montagnes de forme conique,
de quelques centaines de mètres d'élévation, et formant
entre elles un entonnoir dont il occupe le fond.

Le sol de la vallée est un sable siliceux rouge, très-
perméable, et la charpente des montagnes est formée par
le grès rouge. Le sommet de l'une d'elles, au sud de la
commune, est occupé par les ruines de l'antique château
féodal des comtes de Lutzelbourg ; les autres sont gar-
nies à leur base de quelques terres destinées à la culture
du seigle et de pommes de terre, ainsi qu'au jardinage,
et couronnées par des forêts dont les essences dominantes
sont le hêtre et le pin.

Le fond de la vallée est occupé dans toute sa largeur
et sur un parcours total de quatre à cinq lieues, soit en
amont, soit en aval du village, par la Zorn, par le canal
de la Marne-au-Rhin, par le chemin de fer de Paris à
Strasbourg, et enfin par un chemin vicinal ; de telle sorte
que l'établissement des deux grandes voies de communication précitées a absorbé la majeure partie des terres

arables et des prairies qui constituaient la fortune des habitants.

Les maisons, généralement petites, basses et étroites, sont disposées par groupes, le plus souvent adossées par une de leurs faces à la montagne, d'où résulte pour un grand nombre d'entre elles insuffisance d'air et humidité. Elles sont séparées en deux grandes divisions principales, l'une au nord, l'autre au midi, par la Zorn et le canal de la Marne-au-Rhin, qui traversent le village parallèlement et bord à bord, tandis que le chemin de fer, les quittant à l'entrée, s'enfonce sous la montagne pour reparaître et les rejoindre à l'autre extrémité.

Outre les eaux de la Zorn, toujours claires et vives, de très-belles sources d'eau potable suffisent largement aux besoins des habitants.

MÉTÉOROLOGIE.

La température de la vallée de Lutzelbourg ne diffère pas notablement de celle de l'arrondissement de Sarrebourg, qui est sujette à des variations brusques et fréquentes, et qui en 1851 est descendue à — 14° centigrades et s'est élevée à + 28°.

Les vents auxquels Lutzelbourg est le plus exposé sont ceux du sud-ouest. Ajoutons qu'ils ont été dominants pendant les années 1850, 1851, les deux premiers mois de 1852, et accompagnés de pluies presque continuelles.

Pendant les mois de mars et avril dernier, le vent avait soufflé du nord et de l'est avec un temps clair et sec : le thermomètre s'était constamment maintenu au-dessous de 0, descendant même un jour jusqu'à — 6°.

Dans la première semaine du mois de mai il gelait en-

core chaque matin , lorsque tout à coup, le 9 de ce mois,
le thermomètre atteignit + 20°, et continua de s'élever
jusqu'au 25 juin, pendant lequel il marqua + 28°, avec
de violents orages et des pluies abondantes qui ne ces-
sèrent pas pendant tout le mois de juin et les suivants.
Enfin, le 10 et le 11 juillet, époque à laquelle prenait
naissance l'épidémie dont nous nous occupons , la température avait atteint le chiffre maximum de l'année, + 32°
centigrades.

HYGIÈNE ET CONDITION DES HABITANTS.

Les moyens d'existence des habitants de Lutzelbourg
dérivaient autrefois du travail d'exploitation des forêts
qui les entourent et de la culture du peu de terres arables
et des prairies qu'ils possédaient autrefois et dont ils sont
aujourd'hui privés par suite de la vente qu'ils ont dû en
faire à l'État.

Depuis 1839, époque à laquelle s'ouvrirent les travaux
de construction du canal de la Marne-au-Rhin , et plus
tard ceux du chemin de fer de Paris à Strasbourg, ils
trouvèrent sur les chantiers des travaux publics d'amples
ressources qui, dépensées aussitôt que gagnées, n'ont eu
d'autre effet que de les préparer à sentir plus douloureu-
sement les atteintes de la misère qui les attendait après
la cessation des travaux.

ORIGINE ET CAUSES.

En effet, avant cette époque, l'état sanitaire de Lutzelbourg ne laissait rien à désirer, aucune maladie épidémique ou endémique n'y était connue , à ce point que les

habitants de la ville de Phalsbourg avaient coutume d'y venir passer l'été pour y jouir de l'air de la campagne et prendre des bains à l'eau courante. Le nombre annuel moyen des décès était de 14.

Mais au fur et à mesure que les travaux publics sillonnaient la vallée, en bouleversaient le terrain, amenaient à la surface les couches profondes du sol[1], les fièvres intermittentes prenaient naissance et se multipliaient incessamment, jusqu'à constituer une véritable endémie, dont l'influence sur la santé publique se révélait par l'élévation de 14 à 28 du nombre moyen des décès, à partir de 1848 (ainsi que nous l'avons exposé dans divers rapports, novembre 1849), tandis que le chiffre officiel de la population avait diminué de 40.

Chargé à cette époque par l'administration d'étudier l'état des choses, j'ai constaté que 200 individus des deux sexes et de tout âge étaient hors d'état de pourvoir à leur subsistance au moyen de leur travail personnel, par suite de fièvres intermittentes rebelles, et malgré les secours accordés à la commune par l'administration, le canal étant resté inachevé jusqu'à ce jour et son lit n'étant plus qu'un long et fétide marécage, et les travaux de déblai et de remblai du chemin de fer n'étant pas terminés ; le nombre des malades a constamment flotté entre 100 et 200.

En conséquence, si on représente : 1º l'affaiblissement inévitable des constitutions, amené graduellement par

---

[1] Sur un parcours de cinq lieues, soit en amont, soit en aval de Lutzelbourg, huit tunnels ont été creusés, tant pour le canal que pour le chemin de fer. Les deux plus considérables de ces souterrains offrent ensemble une longueur de plus de 5000 mètres.

d'incessantes récidives de la fièvre des marais, 2° une misère toujours croissante, traînant à sa suite la délétère influence d'une alimentation insuffisante ou malsaine, composée d'herbages, de salades, de concombres, du champignon des forêts, dès pommes de terre altérées, de pain en proportion trop faible, avec privation absolue de viande, 3° et enfin l'empoisonnement miasmatique, inévitable effet de l'entassement de plusieurs malades dans de petites chambres sombres, sales et humides, on aura une idée exacte des causes prédisposantes qui avec les conditions météorologiques, au sein desquelles a surgi l'épidémie, lui ont imprimé un caractère de malignité inusitée.

DESCRIPTION DE LA MALADIE.

A la fin de juin, le nombre des décès dans le village de Lutzelbourg était de 19. Du 8 au 20 juillet, trois adultes étaient encore morts, puis tout à coup trois personnes succombaient le 29, une le 31 et une le 2 août. C'est alors que l'autorité administrative fut avertie, et que, d'après son invitation, je me rendis à Lützelbourg le lendemain 3 août.

Ce même jour j'ai visité 74 malades de tout âge et des deux sexes, ainsi répartis :

```
Fièvres intermittentes simples  . . . . . .  19
     »      rémittentes  . . . . . . . .  37
     »      typhoïdes. . . . . . . . . .   3
Convalescents de fièvres rémittentes . . .  11
Cas divers . . . . . . . . . . . . . .   4
                                       ─────
                    Total  . . . .  74
```

Par la suite et pendant le cours de l'épidémie dont la

période culminante a occupé tout le mois d'août et qui
s'est terminée définitivement avec le mois de septembre,
le nombre des fièvres rémittentes et typhoïdes s'est élevé à
un total que je ne puis estimer qu'approximativement à
150, n'ayant pu me procurer des renseignements certains
sur les individus que je n'ai pas eu mission de soigner.

Le nombre de ceux qui, à titre d'indigence, ont été
particulièrement confiés à mes soins et qui seuls m'ont
fourni la matière de ce travail, s'est élevé par genre de
maladie (en négligeant les cas de fièvre intermittente
simple et autres, non attribuables à l'épidémie), aux
chiffres suivants :

1° Fièvre rémittente :

    a) Hommes adultes . . . . . . 39 ⎫
    b) Femmes. . . . . 37 ⎬ 89
    c) Enfants au-dessous de seize ans . 13 ⎭

2° Fièvre typhoïde :

    a) Hommes. . . . . 3 ⎫
    b) Femmes. . . . . 1 ⎬ 5
    c) Enfants . . . . 1 ⎭

                       Total. 94

Tous avaient été affectés de fièvre intermittente à une
époque plus ou moins rapprochée. Le plus grand nombre
l'avait eu récemment. Chez quelques-uns elle n'avait cessé
que pour se confondre, ou, pour ainsi dire, se transformer
en une fièvre continue rémittente.

Celle-ci s'annonçait généralement par la céphalalgie
sus-orbitaire, un sentiment général de lassitude, avec dou-
leurs contusives dans les membres, la disparition de l'ap-

pétit. A ces symptômes s'ajoutait bientôt l'état saburral de la langue, les borborygmes, les éructations, quelquefois des nausées avec vomissements bilieux ; chez le plus grand nombre, l'abdomen était plat et indolent ; chez quelques-uns, au contraire, l'épigastre était douloureux à la pression. Généralement il y avait constipation, quelquefois celle-ci succédait après quelques jours à une diarrhée initiale.

La fièvre était continue avec sécheresse de la peau pendant la période de rémission et une exacerbation plus ou moins intense le soir.

Cet état se prolongeait pendant un temps variable d'une à trois semaines, et dans les cas abandonnés à la nature aboutissait souvent à la mort, tandis qu'à l'aide d'un traitement convenable, il se terminait le plus souvent par la convalescence, comme on le verra plus loin.

Sur les 94 malades qui ont passé sous mes yeux, cinq seulement, dont trois hommes de trente à quarante-deux ans, une fille de trente-deux et un garçon de douze, ont présenté les symptômes généraux et locaux qui caractérisent la fièvre typhoïde, tels que torpeur, hébétude, ataxie, adynamie, surdité, fuliginosités des gencives et des lèvres, ballonnement du ventre, délire, etc.

Sans vouloir entrer ici dans une discussion théorique sur la différence qui peut exister entre le caractère essentiel d'une fièvre rémittente (paludéenne) et celui d'une fièvre typhoïde, discussion pour laquelle un élément indispensable me manquerait d'ailleurs, les autopsies m'ayant été refusées, je puis néanmoins constater qu'une différence profonde se révèle dans la pathogénie de ces deux formes de maladie, quand elles se présentent épidémiquement. Ainsi je rappellerai qu'en opposition avec ce que nous venons de voir à Lutzelbourg, j'ai constaté en 1841 à Haselbourg, village voisin, dans une situation diamétralement opposée, sur un des plateaux les plus élevés et dans les conditions topographiques les plus saines, que 222 malades ont tous, sans exception, offert les symptômes à l'ensemble desquels je désirerais voir réserver la qualification des *typhoïdes*.

Il y a donc évidemment une cause (inconnue) qui fait que, d'un côté, tous les embarras gastriques, toutes les fièvres rémittentes qui surviennent dans un temps donné, dégénèrent après huit à dix jours en fièvres typhoïdes, tandis que, d'autre part, cette transformation n'a lieu que dans l'imperceptible minorité des cas, sans que toutefois cette différence dans le *génie* épidémique entraîne nécessairement une différence de léthalité à l'avantage de cette dernière, comme le démontrera le nécrologe de Lutzelbourg.

J'insiste particulièrement sur ce point, parce qu'outre l'intérêt scientifique et pratique que l'on doit attacher en médecine à réserver à chaque mot sa véritable signification, il importe, surtout en matière d'épidémie, de ne point abuser de ceux qui sont de nature à répandre dans les populations des notions fausses et la terreur d'un danger de contagion imaginaire. Ainsi nous sommes persuadé que si l'épidémie de fièvre rémittente dont nous nous occupons n'avait pas été improprement désignée dans le public comme fièvre typhoïde, on n'aurait pas vu l'autorité municipale d'une ville voisine chercher à prémunir ses administrés contre toute communication avec les habitants de Lutzelbourg, et même contre l'achat de denrées apportées à son marché par ces malheureux, et peut-être n'aurait-on pas vu cette ville subir la loi du talion par la fermeture de la station de Lutzelbourg, lorsque émue des doléances de ses employés, la compagnie du chemin de fer a cru devoir ordonner cette mesure.

A l'occasion de trois décès survenus simultanément l'avant-veille de ma première visite, des cas me furent signalés de sujets enlevés après deux ou trois jours de maladie, ce qui me suggéra la pensée que quelques exemples de fièvre intermittente pernicieuse avaient été confondus avec la maladie commune, et je crois en avoir eu la preuve dans la personne d'une fille de vingt ans, dont les deux frères avaient succombé dans l'espace de vingt-quatre heures à une fièvre typhoïde, et qui elle-même était tombée malade à la suite. Lorsque je la vis (troisième jour de sa maladie), elle était dans un état asphyctique des plus graves, avec cyanose, sueurs profuses et refroidissement des extrémités, pouls filiforme, de sorte que de prime abord je pronostiquai sa mort prochaine. Néanmoins, ayant découvert que cet état avait été immédiatement précédé par des accès d'une fièvre intermittente simple, je fis administrer le sulfate de quinine à forte dose, et trois jours après j'eus la satisfaction de voir sa maladie revenue à son état de simplicité primitive et bientôt suivie de guérison.

Ce fait et deux ou trois autres analogues, rapprochés des résultats du traitement dont je vais parler, m'ont confirmé dans l'opinion que l'élément miasmatique paludéen n'avait pas cessé de dominer dans le développement de l'épidémie de Lutzelbourg et de lui imprimer son caractère particulier.

TRAITEMENT.

Au début de la maladie, j'ai presque toujours eu recours aux évacuants. Six fois j'ai administré l'émétique, et dans presque tous les autres cas un purgatif salin. Deux fois seulement, dont l'une chez une fille enceinte, et, eu égard à une sensibilité trop douloureuse à l'épigastre, j'ai fait précéder le purgatif par l'application de quelques sangsues sur cette région. Chez un petit nombre de malades j'ai dû répéter deux et trois fois l'emploi du purgatif pour arriver à faire cesser les symptômes les plus saillants de l'embarras gastro-intestinal.

Ce résultat une fois obtenu, mon attention s'appliquait spécialement à démêler le mouvement alternant des exacerbations et des rémittences pour administrer pendant celles-ci 30 à 40 centigrammes de sulfate de quinine, jusqu'à extinction de la réaction fébrile. Les infusions amères faites avec les plantes du pays (petite centaurée et trèfle d'eau) et une alimentation analeptique, bouillon et viande (par distributions gratuites), ont fait les frais de la convalescence.

Le résultat général obtenu au moyen de cette médication est représenté par les chiffres suivants :

Du 8 juillet, époque à laquelle je rapporte le commencement de l'épidémie, jusqu'au 2 août inclusivement, période pendant laquelle aucun service médical n'était encore organisé, huit personnes étaient mortes.

Le 4 août, lendemain de ma première visite, quatre autres moururent encore, au nombre desquelles un homme que j'avais trouvé agonisant et les deux frères que j'ai mentionnés plus haut et qui succombaient à la fièvre typhoïde après plusieurs semaines de maladie.

A partir de ce jour et jusqu'au 51 septembre, sur 90 malades qui me restaient et qui tous appartenaient à la classe indigente, je n'en ai plus perdu que quatre, plus, et en de-

hors de l'épidémie, un enfant de huit ans que j'avais trouvé
dans la dernière période d'une méningite tuberculeuse. Les
quatre autres étaient un homme de quarante-neuf ans,
mort après cinq jours de maladie; un autre âgé de cin-
quante-sept ans, mort d'une récidive au bout de vingt
jours, après s'être trouvé en convalescence; une femme
de soixante-sept ans, morte après quatre jours d'une diarrhée intense, et enfin une fille âgée de trente-deux ans,
qui a succombé après trois semaines de maladie à une
fièvre typhoïde.

Or, parallèlement à ce relevé et dans les mêmes limites
de temps, quinze autres décès avaient eu lieu, se succé-
dant de telle manière que pendant les vingt premiers jours
d'août on pouvait compter un mort par jour.

OBSERVATIONS GÉNÉRALES.

Au début de ma mission, toutes les parties du village
étaient également envahies par l'epidémie, de même que
précédemment elles étaient également infestées de fièvres
intermittentes.

Aucun fait caractéristique de contagion n'est venu à ma
connaissance. La maladie s'est développée par foyers d'in-
fection. L'encombrement dans les maisons d'indigents, où
j'ai trouvé parfois deux et trois malades, sans distinction
d'âge ni de sexe, dans le seul lit du ménage et deux ou
trois autres couchés par terre sur de la paille humide et
sale, l'encombrement, dis-je, n'a pas peu contribué à ag-
graver la situation.

Je termine en appelant l'attention de l'autorité administrative sur le résumé suivant :

1° C'est aux travaux de l'État, canal et chemin de fer,

que Lutzelbourg doit la destruction de son ancienne salubrité.

2º Avant 1848, la population était de 665 habitants, le chiffre annuel moyen des décès était de 14 habitants.

5º A partir de 1848, le chiffre de la population est descendu à 625, la moyenne des décès s'est élevée à 28.

4º En 1852, du 1er janvier au 12 octobre, 57 décès, et à la même date, six semaines environ après la disparition de la fièvre rémittente épidémique, 185 personnes sont de nouveau atteintes de fièvre intermittente simple, c'est-à-dire que tous les individus qui ont échappé à la première sont actuellement aux prises avec la seconde.

Il y a là de grandes misères à soulager, en attendant que le temps ait fait son œuvre, en épuisant les causes d'insalubrité d'où elles émanent, ce qui ne peut manquer d'avoir lieu aussitôt que l'État aura terminé ses travaux soit du canal, soit du chemin de fer.

5º Des faits exposés dans ce rapport découle la preuve qu'au moyen de secours accordés plus largement et répétés avec plus de persévérance qu'on ne l'a fait jusqu'à présent, la mortalité sera considérablement diminuée.

La fermeture de la station de Lutzelbourg ne me semble pas suffisamment motivée, aucun danger de contagion n'existant. Elle doit être considérée comme une mesure désastreuse pour la commune en ce qu'elle constitue pour elle un état d'isolement qui ne peut qu'augmenter ses souffrances et répandre dans les populations voisines un dangereux état d'inquiétude.

Novembre 1852.